Stoffwechseldiät

Schnell Abnehmen leicht gemacht

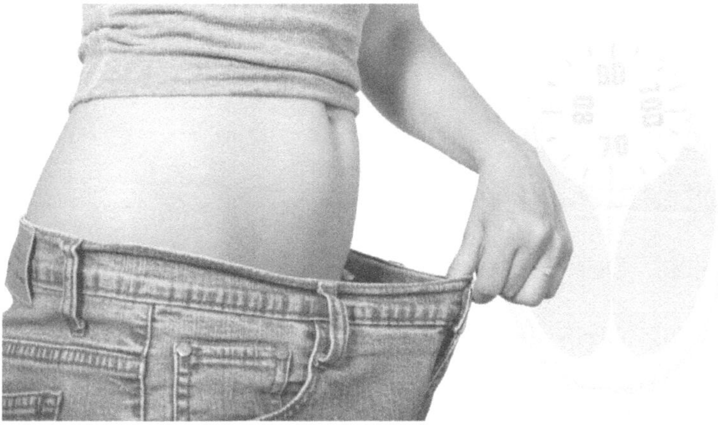

10 Kilo abnehmen in 14 Tagen inkl. Diätplan

Lisa Raphner

Inhaltsverzeichnis

Vorwort

Ich freue mich, dass du dich entschieden hast, diesen Weg zu gehen. Oft sind es radikale Entscheidungen in unserem Leben, die zu radikalen Ergebnissen führen. Ich beschreibe dir in diesem Buch einen Weg, den ich selbst auch gegangen bin, durch den ich mein Gewicht innerhalb von kurzer Zeit extrem verringern konnte.

Es ist ein Weg der Freude, wenn du ihn mit der richtigen Einstellung gehst und deshalb zeige ich dir alle wichtigen Punkte, die dazu beitragen, um deine Ziele- wie in diesem Buch beschrieben- dauerhaft zu halten. Einige meiner Kunden haben 10 Kilo in 14 Tagen abgenommen und auch bei dir mache ich mir da keine Sorgen.

Es ist vor allem wichtig, was während der Diät und vor allem auch danach passiert. Mit all den Techniken und Infos, die du in diesem Buch lernst, wirst du neue Wege einschlagen.

Wenn du aber auch zu jenen gehörst, die sich etwas schwerer tun beim Abnehmen, dann hast du gerade die richtige Entscheidung getroffen. Ich wünsche dir viel Spaß beim Lesen und beim Umsetzen des beschriebenen Plans.

„Du wurdest als ein Individuum geboren. Stirb nicht als eine Kopie"

1. Kapitel: Basics – Vor dem Start

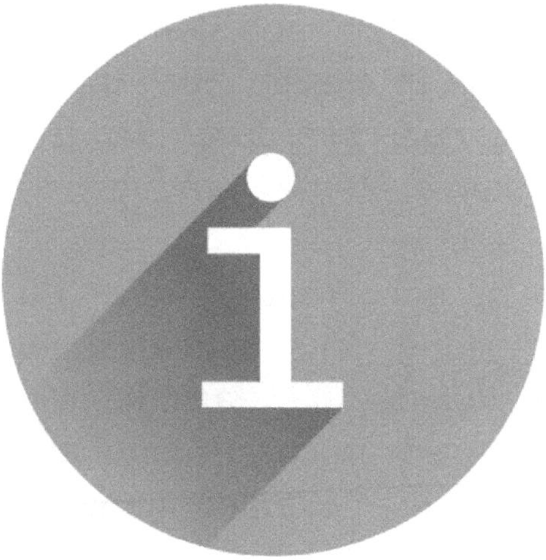

An dieser Stelle ist es wichtig, dich vorzubereiten. Du hast nichts davon, wenn du dir nur so halb vornimmst, dass du es jetzt durchziehst. Triff für dich innerlich die Entscheidung, dass du nun etwas in deinem Leben verändern möchtest und du gehst mit einem ganz anderen Bewusstsein in diese Diät.

Es ist wichtig, dass du nicht gerade aus irgendeiner Diät kommst und dein Stoffwechsel eventuell angeschlagen ist. Bei vielen Menschen, die ich kenne, ist dies der Fall und sie wissen nicht mehr weiter.

Wenn du ohnehin in letzter Zeit etwas mehr gegessen hast oder dich nicht unnötig eingeschränkt hast, dann ist das in Ordnung. In späteren Kapiteln zeige ich dir noch, wie du deinen Stoffwechsel so richtig ankurbelst, um die Ergebnisse zu maximieren.

Plane deine Tage jetzt schon ein, wie sie aussehen sollen, damit du nicht aus der Bahn kommst. Wir neigen dazu, schnell in alte Muster zu verfallen und uns nicht mehr daran zu halten, was wir uns vorgenommen haben.

Lies nicht vor zu den anderen Kapiteln und gehe wirklich jedes einzeln durch. Nur so kannst du sicher gehen, wirklich alles richtig zu machen. Plane mindestens 2 Wochen ein. Du kannst auch bis zu 4 Wochen planen, aber auf keinen Fall länger.

2. Kapitel: Mentale Einstellung

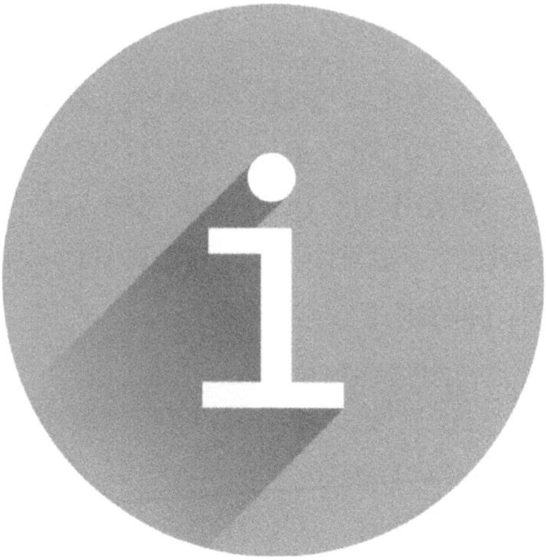

Dieses Kapitel ist vielleicht sogar das wichtigste Kapitel überhaupt. Nicht nur für deine Diät, vielleicht sogar für dein Leben. Denn deine innere Einstellung ist es, die die Dinge vorantreibt oder bremst. Deine innere Stimme ist es, die dich immer wieder voran bringt und näher zu deinen Zielen.

Nicht ich und auch sonst keiner kann für dich Entscheidungen treffen. Gratuliere dir an dieser Stelle selbst, denn du hast eine Entscheidung getroffen. Klingt doof? Das dachte ich auch damals, aber so zeigst du dir selbst, dass du Verantwortung für dich übernimmst und voller Motivation durchstartest.

Als ich damals noch sehr übergewichtig war, hab ich mir schwer getan und war nicht sehr selbstbewusst. Genau deshalb ist es wichtig, an deiner mentalen Stärke zu arbeiten. Vor allem deshalb, weil du manchmal schwache Momente haben wirst.

Egal wobei, ob beim Abnehmen oder sonstigen Veränderungen, die mit einem Ziel zu tun haben. Es gibt immer die Momente, die uns prüfen, ob wir es wirklich ernst meinen. Deshalb gib dir heute selbst ein schriftliches Versprechen, dass du etwas veränderst. Ja du hast richtig gehört. Wenn du es schriftlich machst, manifestierst du es und es speichert sich in deinem Unterbewusstsein.

Freunde

Hast du Freunde, die dir zur Seite stehen, dann triff mit ihnen gemeinsam die Entscheidung. Jemand soll dich kontrollieren, wenn du es selbst nicht machst. Glaub mir, ich selbst mache das heute noch beim Erreichen meiner Ziele. Wenn man etwas gemeinsam schaffen will, macht es gleich mehr Spaß.

Das heißt nicht, dass deine Freunde diese Diät auch durchziehen müssen, aber sie werden dir zur Seite stehen und dich unterstützen und dich an deine Ziele erinnern, falls du hungrig bist. Verliere nie dein Ziel aus den Augen.

Motiviere dich durch Vorbilder

Du bist, was du denkst und was du fühlst. Beschäftigst du dich mit Vorbildern, die das geschafft haben, was du möchtest, wird es sogar ein Kinderspiel sein, dein Ziel zu erreichen.

Verändere deine Gedanken und frustriere dich nicht selbst. Je motivierter du bist, desto einfacher wird es. Viele Menschen sagen zu mir manchmal, sie seien oft nicht so motiviert. Das Lustige ist, ich war einmal genauso und dachte auch, ich kann daran nichts ändern.

Es ist aber eine Entscheidung. Das klingt im ersten Moment vielleicht merkwürdig, wenn du dich mit mentaler Entwicklung noch nicht so befasst hast, aber es ist wirklich so. Unser Unterbewusstsein sendet uns täglich 60.000 Gedanken.

So gesehen könnte man sagen, wir sind manipuliert von unserem Unterbewusstsein. Fängst du nun an, bewusst deine Gedanken auf deine Ziele zu richten, wirst du in der ersten Minute vielleicht noch keine Veränderung wahrnehmen. Und hier ist der Punkt.

Die meisten hören dann nach dieser einen Minute auf. Mach weiter und konzentriere dich einmal bewusst 5 Minuten auf deine positiven Veränderungen und lass dich auf keinen Fall ablenken. Denke es, fühle es, höre es, sehe es, rieche die Umgebung, fühl die Freude mit dem Erfolg. Hol dir ganz bewusst diese Gefühle ins JETZT und du wirst sehen, was sich verändert.

3. Kapitel: Ernährung

Die Ernährung ist der Angelpunkt, warum diese Diät funktioniert. Sie ist genauso abgestimmt, damit dein Körper an den maximalen Punkt der Fettverbrennung kommt. Hältst du dich nicht daran, kann ich dir nicht versprechen, dass du dein gewünschtes Ziel erreichst.

Lass dich nicht verleiten und führe gewisse Techniken ein, falls du Hunger oder Heißhunger bekommst. Ich persönlich habe mir immer Eisbergsalat, Gurken, Tomaten und Karotten zurechtgelegt. Diese haben fast keine Kalorien und sättigen enorm. Du wirst noch daran denken, also lege dir Lebensmittel bereit, die sehr wenige Kalorien haben, um schon einmal vorzusorgen.

Die meisten grünen Salate haben kaum Kalorien und du kannst nicht so viel davon essen, dass du in einen Kalorienüberschuss kommst.

4. Kapitel: Kohlenhydrate

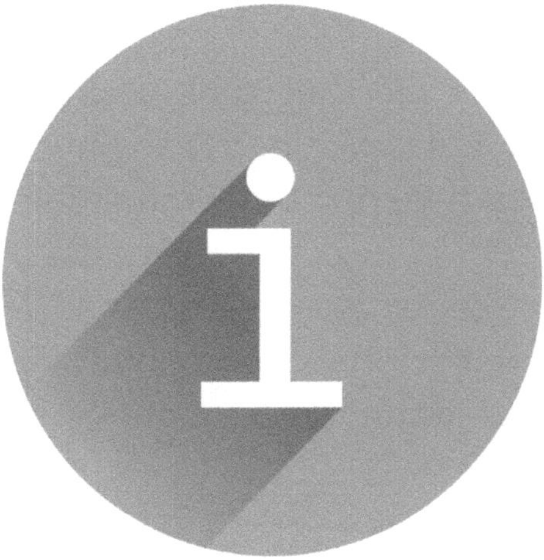

Bevor wir mit dem Plan starten, erfährst du noch, was in unserer Nahrung genau steckt und wozu wir sie benötigen, in ein paar wenigen Sätzen zusammengefasst.

Kohlenhydrate sind der Hauptenergieträger in unserer Nahrung. Sie sorgen dafür, dass unser Gehirn gut mit Energie versorgt wird und damit wir genug Energie zur Verfügung haben, mit der wir überhaupt überleben können.

Schränken wir nun die Kohlenhydrate ein, passiert Folgendes: Der Körper verliert vorerst viel Wasser, da Kohlenhydrate im Muskel und unter der Haut sehr viel Wasser speichern. Diesen Effekt wirst du schon nach dem ersten Tag erkennen.

Für die Dauer dieser Diät gibt es so gesehen keine Kohlenhydrate. Bis auf einen Tag in der Woche sind sie völlig gestrichen, um maximale Erfolge zu gewährleisten.
Du musst dir keine Sorgen machen. Unser Körper überlebt auch leicht ohne Kohlenhydrate. Du hast den Vorteil, dass er dann körpereigenes Fett in Ketone umwandelt.

Ketone sind für deinen Körper wie Kohlenhydrate und versorgen dein Gehirn mit Zucker, der aus dem körpereigenen Fett umgewandelt wird. Sollte dir in den ersten Tagen etwas schwindelig sein, dann ist das normal. Dieser Zustand vergeht wieder, sobald sich dein Körper darauf eingestellt hat.

Völlig auf 0 Gramm Kohlenhydrate zu kommen ist nicht möglich, da überall ein bisschen was drinnen ist, aber unter 10 Gramm gehen sich schon aus.

5. Kapitel: Eiweißquellen

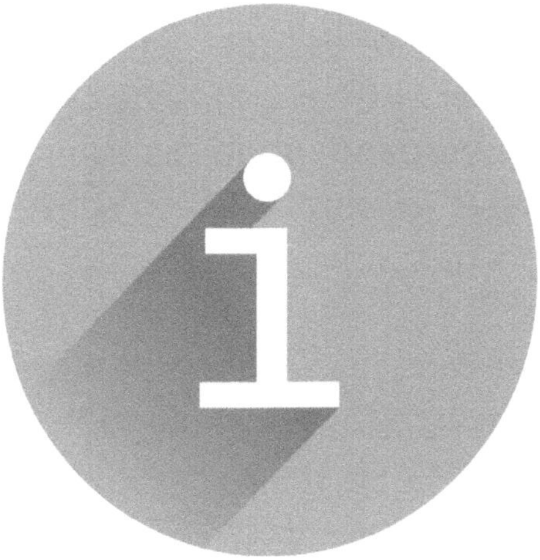

Eiweiß ist hier unser wichtigster Bestandteil dieser Diät, da es unseren Muskel vor Muskelabbau schützt, uns gut sättigt und obendrein für sehr viele Stoffwechselfunktionen im Körper zuständig ist. Eiweiß wird in der Stoffwechseldiät dein bester Freund sein und du wirst es lieben lernen.

Eiweiß ist für unseren Körper ein Baustein und Kohlenhydrate und Fette sind für uns Energieträger. Es ist schon wichtig, dass wir genügend Eiweiß zu uns nehmen, aber viele Menschen essen Eiweiß in so großen Mengen, als wäre es unser Hauptenergielieferant.

Und darauf musst du achten. Lass dir nicht einreden, dass dein Körper über 3g Eiweiß pro kg Körpergewicht benötigt. Auch wenn es gut gemeint, unser Körper kann es nicht verwerten und scheidet es über einen umständlichen Vorgang über die Nieren aus. Dieser Vorgang belastet unsere Nieren sehr stark und ist alles andere als gesund.

Vielleicht haben wir das ja unserer Fitnessindustrie zu verdanken. Ich war ja selbst einmal so ein „Opfer". Sorry, wenn ich das so anspreche, aber man lässt sich leicht manipulieren.
1 bis 1,7g pro kg Körpergewicht Eiweiß braucht unser Körper, wenn wir Sport betreiben.

Das bedeutet bei einer Frau mit 65kg in etwa 70 bis 110 Gramm Eiweiß pro Tag. Auch in der Stoffwechseldiät sollten wir nicht über 1,7g kommen. Ich kann dir ja von mir selbst verraten, wie ich es wahrgenommen habe.

Selbst war ich auch sehr lange bei über 3g Eiweiß pro kg Körpergewicht, also in etwa 240 bis 270g Eiweiß am Tag.
Als ich mir die Studien durchgelesen habe, dass das alles Schwachsinn sei, wollte ich es an mir selbst ausprobieren.

Ich habe dann von einem Tag auf den anderen von 270g auf 130g Eiweiß reduziert. Jetzt bist du vielleicht gespannt, was passiert ist. Rein nichts. Es ist nichts passiert. Mein Körper musste nun nicht mehr das viele unnötige Eiweiß ausscheiden, das ich ihm vorher zugeführt habe.

Ich liste dir später beim Plan verschiedene Nahrungsmittel auf, wo du genau siehst, wie viele Kalorien und wie viel Eiweiß diese haben.

6. Kapitel: Fettquellen

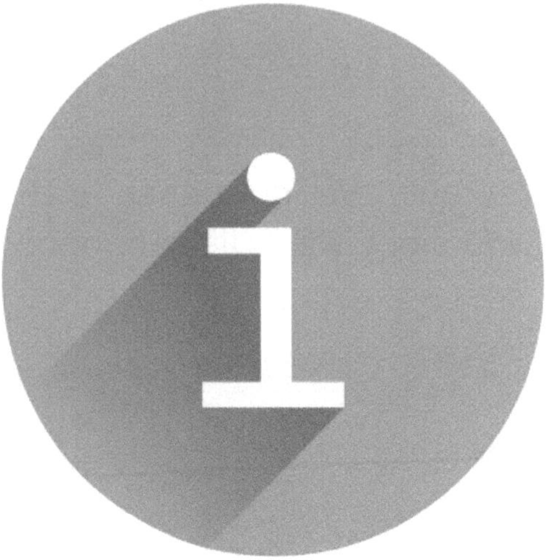

Da wir schon keine Kohlenhydrate zu uns nehmen, ist es vor allem wichtig, dem Körper die Fette zu geben, die er sonst nicht selbst herstellen kann. Also ohne Fett könnte der Körper über einen gewissen Zeitraum wirklich nicht überleben. 0 Gramm Kohlenhydrate sind möglich, aber 0 Gramm Fett absolut nicht.

Es sind vor allem die essentiellen Fettsäuren, die unser Körper nur aus der Nahrung gewinnen kann.

Über Fisch, Eier, Walnüsse, Leinsamen oder Krillöl können wir genügend Omega 3 Fette zu uns nehmen. Diese sind sehr wichtig für unser Gehirn und dafür, dass unser Fettstoffwechsel richtig funktioniert.

Wobei wir auch das Fett sehr in Grenzen halten, damit dein Körper wirklich das Maximum an Fettfreigabe erreicht.
Also mach bitte nicht den Fehler und iss noch weniger als vorgegeben, denn das könnte nach hinten los gehen für deinen Erfolg.

7. Kapitel: Der Diätplan

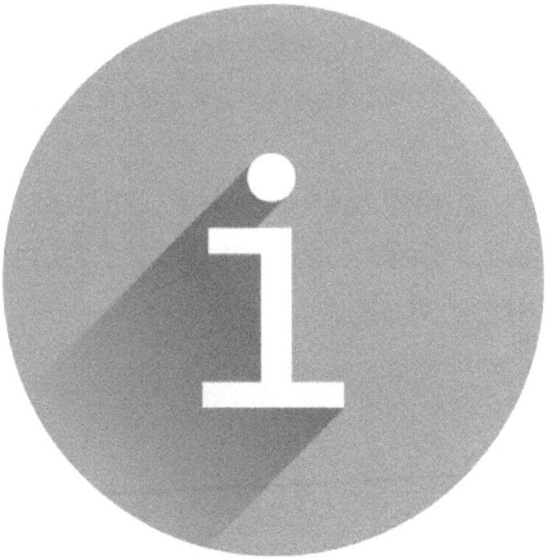

Kommen wir nun zur Umsetzung unserer Nahrungsmittelwahl und wie wir sie berechnen. Bei dieser Stoffwechseldiät gibt es eine gewisse tägliche Grundformel, die wie folgt lautet:

15 Kalorien / kg Körpergewicht
2g Eiweiß / kg Körpergewicht
0,75g Fett / kg Körpergewicht
0 – 10g Kohlenhydrate gesamt

Wie du bemerkst, habe ich hier 2g Eiweiß pro kg Körpergewicht genommen. Dies ist aber das Maximum und sollte nach dieser Diät wieder reduziert werden. Es hilft dir dabei, mehr Volumen zu essen und besser gesättigt zu sein. Also mach dir darüber keine Sorgen.

Nehmen wir nun als Beispiel eine Frau mit 70 kg namens Sandra. Sandra kommt auf 1050 Kalorien, die sie insgesamt pro Tag zu sich nehmen darf.
Hier ist noch wichtig einzufügen, wie viele Kalorien die jeweiligen Makronährstoffe haben.

1g Eiweiß = 4 Kalorien
1g Kohlenhydrate = 4 Kalorien
1g Fett = 9 Kalorien

Das bedeutet nun für Sandra, dass Sie circa 140g Eiweiß, 52g Fett und nahezu 0g Kohlenhydrate zu sich nimmt.
Der Wert wird nie zu 100% stimmen, aber wenn nur ein paar % abweichen, geht das in Ordnung.

Hier haben wir folgende Nahrungsmittel zur Auswahl:

Fisch
Käse
Avocados
reiner Kakao
Kokosöl
Kokosmilch
Walnüsse
Mandeln
Cashewnüsse
Lachs
Thunfisch
Eier
Humus
Spinat
Blumenkohl
*Leinsamen
*Leinöl
Lachs
Rapsöl
Walnussöl.
*sehr hoher Omega 3 - Anteil.

Hier ein paar Nahrungsmittel mit ihren Nährwerten, damit du ein Gefühl dafür bekommst. Auf den meisten Lebensmitteln sind die Nährwerte auf der Verpackung zu sehen, deshalb wird es noch einfacher.

Alle folgenden Angaben beziehen sich auf **100g**

<u>Thunfisch in Dose in Wasser eingelegt. (Hat meist 130g)</u>
Kalorien: 102kcal
Fett: 0,5g
Eiweiß: 24g
Kohlenhydrate: 0g

<u>Mandeln</u>
Kalorien: 598kcal
Fett: 54g
Eiweiß: 19g
Kohlenhydrate: 20g

<u>Walnüsse</u>
Kalorien: 651kcal
Fett: 64g
Eiweiß: 15g
Kohlenhydrate: 16g

<u>Walnussöl</u>
Kalorien: 828kcal
Fett: 92g
Eiweiß: 0g
Kohlenhydrate: 0g

Goudette (fettarmer Gouda)
Kalorien: 208kcal
Fett: 8g
Eiweiß: 34g
Kohlenhydrate: 0g

Putenbrust
Kalorien: 106kcal
Fett: 2g
Eiweiß: 21g
Kohlenhydrate: 0g

Lachs geräuchert
Kalorien: 203kcal
Fett: 12g
Eiweiß: 2g
Kohlenhydrate: 0g

Kakao
Kalorien: 405kcal
Fett: 20g
Eiweiß: 23g
Kohlenhydrate: 14g

Kokosmilch
Kalorien: 180kcal
Fett: 16g
Eiweiß: 1,5g
Kohlenhydrate: 3g

<u>Kokosöl (**nicht** Kokosfett)</u>
Kalorien: 827kcal
Fett: 91,9g
Eiweiß: 0g
Kohlenhydrate: 0g

<u>1 Ei hat circa 55g und folgende Kalorien auf 55g</u>
Kalorien: 89kcal
Fett: 6,6g
Eiweiß: 7,15g
Kohlenhydrate: 0,55g

Dies sind unter anderem die Lebensmittel, die du während der Zeit zu dir nehmen kannst. Gerade auch Kokosöl empfehle ich dir, da hier sehr wichtige Fettsäuren vorhanden sind, die der Körper nicht speichern kann und sofort als Energiequelle umsetzt. Die mittelkettigen Fettsäuren aus dem Kokosöl müssen nicht verdaut werden und sind sofort verfügbar.

Wann du diese Nahrungsmittel am Tag verteilt zu dir nimmst, bleibt vor allem dir überlassen. Wenn du trainieren gehst, dann wäre es besser, wenn du rund um das Training die meisten Kalorien zu dir nimmst, da dein Körper sie hier am dringendsten benötigt.

Halte dir unbedingt Proteinpulver und Omega 3 Kapseln parat. Nach dem Training sind Proteine sehr wichtig, damit deine Muskeln sich besser regenerieren können. Hier reichen 20-40g aus. Bei Omega 3

Kapseln liegt die Empfehlung in dieser Diät bei bis zu 9g. Da diese meist 1g pro Kapsel haben, sind hier 9 Kapseln täglich empfehlenswert. Dies ist sehr wichtig, da dein Körper während dieser Diät sehr beansprucht wird und dir diese Fette für die Regeneration sehr dienlich sind.

Beispielplan

Viele stehen ja auf eine reine Eiweiß-Shake- Diät, um nicht viel denken zu müssen, aber das muss nicht sein. Auch das habe ich schon hinter mir und ist noch eine etwas krassere Form. Es macht aber keinen Unterschied. Hauptsache, die Kalorien stimmen. Wichtig sind auch die Ballaststoffe.

Deshalb solltest du jeden Tag circa 20-30 Gramm Leinsamen essen. Diese haben nämlich 39 Gramm Ballaststoffe und sie gehören zu den ganz wenigen Lebensmitteln, die kaum Kohlenhydrate und dennoch einen sehr hohen Ballaststoffgehalt haben.

Lässt du diese aus, könnte es mit der Verdauung interessant werden. Nimm diesen Rat zu Herzen und lege dir Leinsamen zu.

Hier ein Beispielplan für Sandra (Frau, 70 kg):

Morgens nach dem Aufstehen

Eine Dose Thunfisch in Wasser (133 Kalorien, 0,65g Fett, 0 g Kohlenhydrate und 31,2g Eiweiß)
10g Leinsamen vermischt mit 100g fettarmem Joghurt
(Leinsamen: 42 Kalorien, 3,1g Fett, 1,3g Kohlenhydrate und 1,9g Eiweiß)
(Fettarmes Joghurt: 45 Kalorien, 0,3g Fett, 3g Kohlenhydrate und 5g Eiweiß)
3x Omega 3 Kapseln

Über den Tag verteilt

20g Leinsamen (84 Kalorien, 6,2g Fett, 2,6g Kohlenhydrate und 3,8g Eiweiß)
120g Goudette (250 Kalorien, 9,6g Fett, 0g Kohlenhydrate und 40,8g Eiweiß)
300g Eisbergsalat (39 Kalorien, 0,6g Fett, 4,8g Kohlenhydrate und 3g Eiweiß)
4 Eier (356 Kalorien, 26,4g Fett, 2,2g Kohlenhydrate und 28,6g Eiweiß)
3x Omega 3 Kapseln

Direkt nach dem Training

20g Whey Protein (76 Kalorien, 0,68g Fett, 0,76g Kohlenhydrate und 16,8g Eiweiß)
3x Omega 3 Kapseln

Die Omega 3 Kapseln berechnen wir nicht extra. Es ist von Vorteil, wenn du täglich etwas veränderst, um Abwechslung zu haben. Ich weiß, viele wollen einen einfachen Plan, an den sie sich jeden Tag halten und so könnte er aussehen. Ich rate aber davon ab.

Bau auch Kokosöl und reinen Kakao in deine Nahrung ein. Kakao hat sehr viele Antioxidantien und ist wirklich sehr gesund. Überdies ist er sehr gesund für eine schöne Haut und hilft dir bei der Regeneration.

Wie du erkennst, hat auch nur ein bisschen Eisbergsalat schon ein paar Kohlenhydrate, sodass wir bei dem Beispielplan auf 16g insgesamt kommen. Davon geht die Welt nicht unter, aber das Ziel sollte schon bei 10g täglich liegen.

<u>Insgesamt sieht der Tag so aus</u>

Kalorien: 1025kcal

Fett: 47,23g

Kohlenhydrate: 16,66g

Eiweiß: 131,10g

8. Kapitel: Der Stoffwechsel-Trick

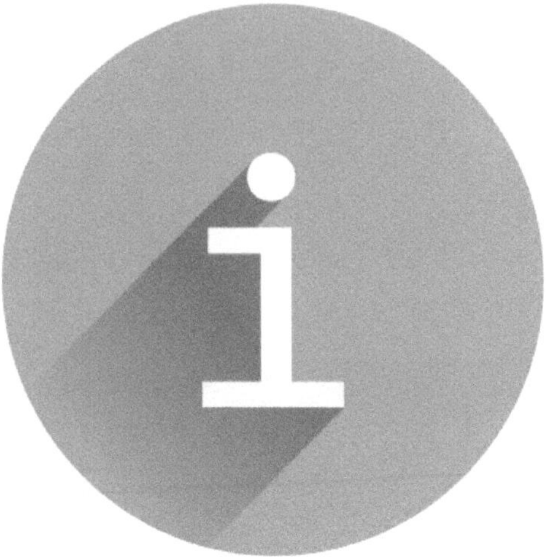

Da die tägliche Kalorienzufuhr doch sehr gering ausfällt, kann es leicht passieren, dass sich der Stoffwechsel reduziert bzw. das Hormon Leptin sich im Körper reduziert, welches dem Körper signalisiert, ob er Fett freigeben darf oder nicht.

Aus diesem Grund ist das richtige Training wichtig, zu dem wir dann noch kommen und der sogenannte Stoffwechsel-Tag.
Dies ist genau ein Tag in der Woche, an dem du gezielt mehr isst. Mit gezielt meine ich auch gezielt. Nicht selten passiert es, dass manche an solchen

Tagen komplett übertreiben und mich selbst darf ich da nicht ausschließen. Auch mir ging es so.

Deshalb wieder die mentale Einstellung sehr wichtig. Hab das Ziel vor Augen. Dies hat den Grund, deinen Stoffwechsel wieder anzukurbeln und das Hormon Leptin wieder zu aktivieren. Es reicht schon ein Tag mit mehr Kohlenhydraten und das Hormon Leptin zeigt sich wieder in voller Aktivität.

Nehmen wir wieder Sandra als Beispiel.
Sandra sollte nun an diesem Tag in etwa auf 2000 Kalorien kommen, also das Doppelte von dem, was sie sonst während dieser Diät isst. Hauptbestandteil sind hier Kohlenhydrate. Die Fette und das
Eiweiß sollten gleich bleiben. Nur die Kohlenhydrate steigern wir an diesem Tag.

Wir nehmen als Faustregel die doppelten Kalorien der herkömmlichen Menge. So gesehen ist es einfach. Sandra darf an diesem Tag zusätzlich 250g Kohlenhydrate essen. Da dies der einzige Tag ist, an dem sie die Möglichkeit hat, sich etwas gemüsereicher zu ernähren, tut sie das auch.

Brokkoli, Karotten und sonstige Salate versorgen den Körper wieder mit Vitaminen und Mineralien. Wohingegen wir mit Reis, Kartoffeln, Nudeln und Brot die Muskelspeicher wieder so richtig auffüllen. Hier die Kalorien für die wichtigsten Nahrungsmittel an so einem Tag.

Kartoffeln gekocht (100g)
Kalorien: 69kcal
Fett: 0,1g
Kohlenhydrate: 15g
Eiweiß: 2g
(Kartoffeln haben sehr wenige Kalorien für ihr Volumen. Guter Tipp bezüglich des Hungers)

Reis in ungekochtem Zustand (100g)
Kalorien: 352kcal
Fett: 1,2g
Kohlenhydrate: 76,9g
Eiweiß: 7,5g
(Bitte den Reis kochen. Es sind nur die Nährwerte ungekocht)

<u>Nudeln</u>
Kalorien: 374kcal
Fett: 2g
Kohlenhydrate: 70g
Eiweiß: 13g

Auch hier findest du wieder die Kalorien meist auf der Verpackung. Ohne Saucen oder Sonstiges schmeckt es natürlich nicht so besonders, aber achte auch hier auf die Kalorien. Passierte Tomaten erweisen sich sehr gut, da diese sehr wenige Kalorien haben.

An solch einem Tag musst du dich beherrschen. Dieser Tag ist für manche der Schwierigste und deshalb möchten sie ihn auslassen. Ich verspreche dir aber, dass der Erfolg nicht kommen wird, wenn du diesen Tag auslässt.

Warum ist das so wichtig?

Dein Körper ist intelligent und möchte überleben. Wenn er merkt, dass zu wenig Nahrung kommt, schraubt er einfach den Verbrauch herunter. Ist dies erst geschehen, kommst du mit den 1000 Kalorien auch nicht mehr weit. Bekommt er aber nun wieder einen Tag etwas mehr, trickst du ihn sozusagen aus.

Hast du diesen Tag für dich erledigt, beginnt der darauffolgende Tag wieder nach Diät-Stil. Wenn du alles richtig machst, wirst du fast täglich Veränderungen sehen.

Das Allerwichtigste ist aber noch das Training, mit dem du deinen Stoffwechsel so richtig maximierst.

9. Kapitel: Stoffwechsel beschleunigen

Ohne Training wirst du nicht annähernd so weit kommen wie mit Training. Deshalb verrate ich dir nun Techniken, wie du gezielt deinen Stoffwechsel enorm steigerst und er ständig Fett für dich verbrennt. Das in Kombination bringt erst so richtig dein Fett zum Schmelzen. Lässt du das Training aus, wirst du nur die halben Erfolge haben.

HIIT

HIIT bedeutet übersetzt Hochintensives Intervalltraining. Du solltest schon eine gewisse Grundausdauer haben, bevor du damit beginnst. Du solltest also schon ein paar Meter gehen können, ohne dass dir schlecht wird.

HIIT ist eine Technik, mit der ich persönlich arbeite und die ich lieben gelernt habe. Seit ich HIIT kenne, mache ich es mindestens 3 bis 4 Mal die Woche.

Gehen wir einmal davon aus, dass du gerne läufst. So gemütlich joggen und die Welt ist schön. Du läufst so, dass du nebenbei noch ein Gespräch führen kannst. So läufst du ein paar Minuten dahin.

Bist du nun gut aufgewärmt, läufst du richtig Vollgas voran und gibst einfach alles, was du kannst. Damit meine ich wirklich alles. Nach etwa 20 bis 30 Sekunden dürftest du aus der Puste sein. Wenn nicht, lauf trotzdem wieder langsamer. Für genau 40 Sekunden läufst du nun wieder ganz gemütlich, sodass sich dein Puls gerade so ein bisschen regulieren kann.

Danach folgt das nächste Intervall. Wieder der gleiche Ablauf.
Dies vollziehst du insgesamt 4-6 Mal. Danach dürftest du sehr KO sein. Wenn nicht, hast du es nicht richtig gemacht. Gib wirklich Gas, dann wirst du erledigt sein nach diesen 4 bis 6 Intervallen.

In meinem Buch „Stoffwechsel anregen - Der Stoffwechsel-Trick für maximale Fettverbrennung" gehe ich näher ins Detail und verrate dir noch mehrere Tricks, wie du deinen Stoffwechsel auf das nächste Level hebst.

Dieses Training solltest du während der Diät fast täglich machen. Zumindest 4 bis 5 Mal, damit dein Stoffwechsel immer gut aktiv ist. Auf normales Ausdauertraining solltest du eher verzichten. Viele denken zwar, es sei sehr förderlich, aber du wirst dich sonst vom Gegenteil überraschen lassen. Mach nur Techniken, die deinen Stoffwechsel beschleunigen. Gemütliches Cardio drosselt ihn nur unnötig.

Betreibst du Krafttraining? Sehr gut! Wenn nicht, dann fang an damit. 3 bis 4 Mal pro Woche ein Ganzkörpertraining wird deinen Stoffwechsel sehr fördern. Bitte mit schweren Gewichten und keine Schwangerschaftsgymnastik. Die ist zwar sehr gut, wenn man schwanger ist, aber nicht, wenn du dich transformieren willst.

Bewege dich und gib deinem Körper das, was er braucht. Transformiere ihn.

10 Kapitel: Hunger vermeiden

Da du nun weißt, was du umsetzen musst, um dein Ziel zu erreichen, ist es von großer Wichtigkeit, die Stolpersteine schon vorher zu erkennen und ihnen aus dem Weg zu gehen.
Hunger ist einer davon. Es wird dir passieren, dass du Hunger bekommst und es gibt Möglichkeiten, diese zu umgehen.

Kaffee

Das Koffein im Kaffee regt nicht nur deinen Stoffwechsel an, sondern hemmt auch stark den Appetit. Obendrein hat er sogar hohe Antioxidantien und wenn du ohnehin schon gerne Kaffee trinkst, dann wird dieser nun zu deinem besten Freund.

Tee

Trinkst du nicht so gerne Kaffee, wirken auch Ingwertee oder schwarzer Tee kleine Wunder gegen den Hunger. Zusätzlich zu Kaffee eine perfekte Ergänzung.

Shirataki- Nudeln

Du wirst es kaum glauben, vielleicht wie ich. Es gibt Nudeln, die haben genau 10 Kalorien auf 100 Gramm und schmecken sogar gut und sind gesund. Sie nennen sich Shirataki- Nudeln. Vor allem in indischen Geschäften sind diese immer zu finden.

Viel Wasser trinken

Wahre Wunder wirkt auch Wasser. Trinke mindestens 1 Liter auf 20 kg Körpergewicht pro Tag. Also bei 70 kg mindestens 3,5 Liter Wasser und auch das wirkt deinem Hunger entgegen und fördert deinen Stoffwechsel.

Beschäftigt sein

Wenn du den ganzen Tag beschäftigt bist, ist das mit dem Hunger kaum mehr ein Problem. Sieh zu, dass du beschäftigt bist. Sitzt du den ganzen Tag zu Hause, könnte es anstrengend werden.

11. Kapitel: Durchhalten und Siegen

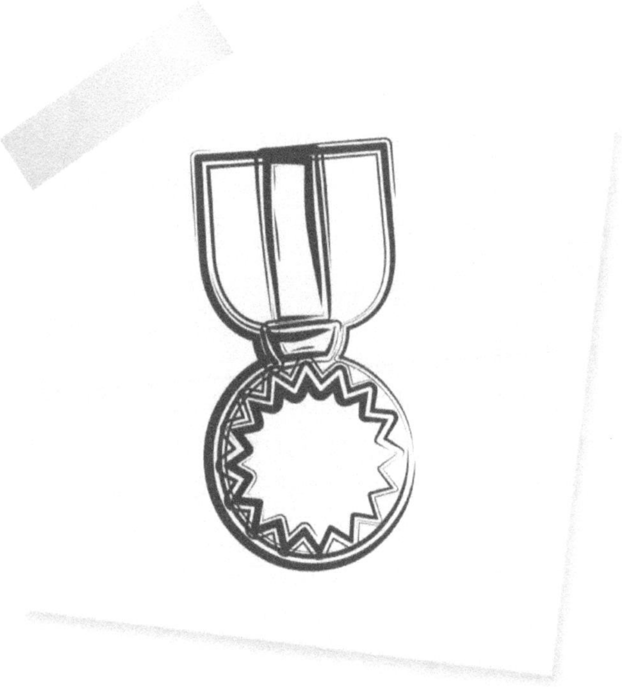

Hier möchte ich dich noch einmal darauf aufmerksam machen, dass du eine Entscheidung getroffen und dir selbst ein Versprechen gegeben hast. Warum ich das wieder erwähne?

Weil manche einfach die kleinen Stolpersteine nicht aushalten und aufgeben.

Doch gerade diese Stolpersteine bringen dir deine Belohnung. Sorge schon einmal vor und überlege dir Techniken, die für dich funktionieren und schreib dir eine kleine Liste. So weißt du dann ganz genau, was du zu tun hast, wenn du schwach wirst oder Heißhunger bekommst.

Denn glaube mir, wenn du dich nicht darauf vorbereitest und es überkommt dich, ist es nicht einfach. Also bereite dich vor und bleib an deinem Ziel.

Triff mit Freunden eine Vereinbarung, dass sie dir in genau solchen Zeiten beiseite stehen und dir Mut machen. Wenn sie dir, wenn ihr unterwegs seid, auch noch Essen unterjubeln wollen, ist das nicht sehr förderlich. Wenn du diesen Versuchungen widerstehst, trainierst du allerdings deine mentale Stärke.

Das hat so gesehen seine Vorteile, aber nicht, wenn du nicht widerstehen kannst. Es gibt keine Ausnahmen und das ist sehr wichtig bei dieser Diät. Du gehst mit einem anderen Bewusstsein hinein und erreichst auch wirklich dein Ziel.
10 Kilo in 14 Tagen sind kein Honiglecken, aber dass es möglich ist, haben viele schon vorgezeigt.

Ich glaube an dich, denn du hast schon bis zu diesem Punkt gelesen und du weißt selbst, dass nichts unmöglich ist, was du dir in den Kopf setzen kannst. Bei vielen ist zwar mit dem Älterwerden der Glaube an sich selbst weniger geworden, aber das war als Kind noch kein Problem. Da konntest du dir auch noch alles in den Kopf setzen und warst begeistert.

Deshalb fordere ich dich auf. Hol dein inneres Kind wieder zum Vorschein, das an die Ziele glaubt, die es sich setzt. Du wirst merken, dass dieser mentale Aspekt das Wichtigste ist und auch für die Zeit nach dieser Diät.

12. Kapitel: JOJO – Effekt vermeiden

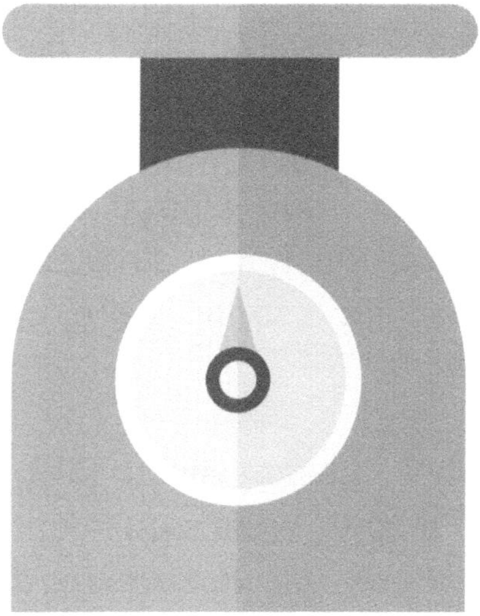

Ich gratuliere dir recht herzlich, wenn du die Stoffwechseldiät mindestens 2 Wochen durchgezogen hast. Liest du dieses Kapitel nach 2 Wochen und wolltest eigentlich 4 Wochen durchziehen, dann denk noch einmal genau darüber nach, ob du dein Ziel schon erreicht hast.

Wenn nicht, ermutige ich dich, dran zu bleiben und nicht aufzugeben. Es wird sich lohnen, also bleib dran. Wenn du tatsächlich fertig bist, dann solltest du dich nun nicht gleich in die nächste Burgerbude schmeißen und die ganzen Erfolge zunichte machen. 10 Kilo in 14 Tagen war bis jetzt das beste Ergebnis, das einer meiner Kunden erreichte.

Wobei du gerne einen Tag nach Beendigung deiner Diät einplanen kannst, um dir etwas zu gönnen. Wirklich nur einen Tag. Iss dein Lieblingsessen und schlag zu. Wenn du einmal einen Tag einen Kalorienüberschuss hast, tut dir das nicht weh. Ganz im Gegenteil ist das sogar sehr unterstützend für deine Psyche.

Aber lass es bei diesem einen Tag. Noch bist du nämlich nicht fertig, wenn du den JOJO - Effekt vermeiden möchtest. Ich verspreche dir nicht, dass du keinen JOJO - Effekt haben wirst, wenn du danach wieder zum Schlemmen beginnst. Es könnte jedoch sein, dass dein Verlangen dazu groß beiträgt. Also bleib cool und vernichte nicht deinen Erfolg.

Wir nehmen nun als Beispiel wieder unsere Sandra. Nach dieser Diät mit täglich 1000 Kalorien ist der Stoffwechsel natürlich etwas beeinträchtigt, auch bei diesem sportlichen Pensum. Die jetzige Phase kannst du nun sehr gut als Vorteil nutzen. Hältst du dich an die Tipps, wirst du in 2 Wochen eine noch bessere

Form haben als direkt nach der Diät. Wenn nicht, wird sich sehr viel Fett ansetzen.

Also pass nun gut auf, denn ich verrate dir, wie du es möglich machst, 2 Wochen nach der Diät noch besser auszusehen.
Geh nun mindestens 4 Mal in der Woche trainieren und betreibe intensives Krafttraining mit schweren Gewichten. Behalte auch das HIIT so bei wie gehabt, um deinen Stoffwechsel noch stärker zu steigern.

Erhöhe in der ersten Woche nach der Diät die Kalorien um 50%. Bei Sandra sind das nun 1500 Kalorien. Die Erhöhung nimmst du jeweils bei den Kohlenhydraten vor. Die Fette können gleich bleiben und das Eiweiß kannst du sogar etwas reduzieren, sodass du auf 1,7g Eiweiß pro kg Körpergewicht kommst.

Eines noch vorweg. Lässt du nun beim Training nach, riskierst du einen schnellen Fettaufbau. Geh wirklich intensiv trainieren, um deinen Muskeln einen starken Wachstumsreiz zu verpassen.
Was passiert nun, wenn du das machst?

Da auch deine Muskeln und die Glykogenspeicher im Muskel durch die Diät etwas flacher wurden, hast du den Vorteil, dass du die Kalorien nun zu Muskeln formst, wenn du intensiv trainierst. Dein Körper möchte nämlich speichern. Und was kann dir Besseres passieren, als dass du deine Nahrung nun in Muskeln verwandelst?

Übertreibe es nicht und bleib in der ersten Woche bei den 50%.
Beobachte dich im Spiegel, was passiert. Es kann sein, dass du gerade in den ersten Tagen vermehrt Wasser unter der Haut speicherst und du dich schwabbelig fühlst. Das ist aber nur vorübergehend und verschwindet nach ein paar Tagen wieder. Deshalb lass dich nicht unbedingt von der Waage und vom Spiegel täuschen.

Aber beginne nicht, in dich hineinzufressen und zu denken, alles sei Wasser, was sich da gerade sammelt. Vorsicht ist angesagt. Beobachte dich in der ersten Woche, was passiert. Jetzt kommt es darauf an, was bei dir passiert. Verändert sich nicht viel, kannst du deine Kalorien wieder etwas erhöhen.

Es macht natürlich einen Unterschied, ob du körperlich schwer arbeitest oder den ganzen Tag im Büro sitzt. Sitzt du den ganzen Tag im Büro, dann reicht es, wenn du die Kalorien in der zweiten Woche um 20% steigerst. Wenn du die Übergangsphase voll zu deinem Vorteil nutzen möchtest, sollte diese circa 4 Wochen andauern.

Erhöhe die Kalorien schrittweise und behalte das Training bei.
Falls du kein Studio in deiner Nähe hast, mach von zu Hause aus etwas, um dich zu formen. Da nun die Kalorienzählerei einmal ein Ende haben soll, empfehle ich dir, dich direkt nach Beendigung heranzutasten.

Zum Ende der Übergangsphase solltest du wieder normal nach deinem Hungergefühl essen. Isst du nun wieder viel ungesundes Zeug, wird dir dein Hungergefühl ständig sagen, dass du essen musst. Achtest du darauf, viel Gemüse und Salat zu essen, wirst du mit dem Hunger keine Probleme haben.

Mach es zu deiner Gewohnheit, täglich viel Salat und Gemüse zu essen. Ich wünsche dir, dass du den Übergang schaffst. Viele, die ich kenne, verfallen leider Fressattacken und ich selbst war auch davon betroffen. Deshalb weiß ich so genau, was dich unterstützen wird.

Direkt nach Beendigung der Diät kann es sogar noch wichtiger sein, die mentale Stärke zu beweisen. Denke immer an meine Worte. **Du bist, was du isst.** Halte dein Ziel vor Augen. Beginne, dich langfristig gesund zu ernähren und aus deinem Körper etwas zu machen. Du wohnst nämlich sehr lange darin und es wäre schade, wenn er nicht das bekommt, was er braucht.

Schlusswort

An dieser Stelle bedanke ich mich bei dir für dein Vertrauen.
Körperliche Veränderung beginnt in deinem Kopf. Du hast diese Veränderung in deinem Kopf begonnen. Allein darauf darfst du stolz sein und dich selbst loben. Es wird kein leichter Weg sein, diese Diät durchzuziehen und wenn ich dir etwas anderes sage, würde ich dich anlügen.

Ich habe persönlich vieles getestet und diese Diät war mit Abstand eine der besten, die ich je durchgezogen habe. Mit eisernem Willen und täglicher Motivation wirst auch du sie mit Leichtigkeit umsetzen. Daran glaube ich sehr stark. Trainierst du auch mental und holst dir Tipps von Menschen, die es selbst geschafft haben, ist das die beste Unterstützung, die du haben kannst.

Impressum:

©2019:

Buch-, Kunst- und Musikalienverlag
LEUTGEB JOSEF
3910 Zwettl

Auflage (Erstauflage 2020)

Taschenbuch KDP-ISBN: 9798603046853

Risiko-Hinweis und Haftung
Empfehlungen, Charts und Tabellen halten wir für verlässlich, jedoch können wir keine Garantie für Richtigkeit und Aktualität übernehmen. Die Inhalte in diesem Werk sind nach bestem Gewissen verfasst, wir halten unsere Quellen für verlässlich, aber auch hier können wir keine Garantie auf Richtigkeit und Aktualität geben. Die Informationen geben lediglich einen Einblick in die Meinung der Verfasser.

Haftungsausschluss
Die Inhalte wurden mit größtmöglicher Sorgfalt erstellt. Der Autor übernimmt jedoch keine Gewähr für die Richtigkeit und Vollständigkeit der hier befindlichen Informationen sowie bereitgestellten Inhalte.

Urheber- und Kennzeichenrecht
Bei den Inhalten, die erstellt wurden, werden die Urheberrechte Dritter beachtet. Insbesondere werden Inhalte und Rechte Dritter als solche gekennzeichnet.
Sollte der Nutzer trotzdem auf eine Urheberrechtsverletzung aufmerksam werden, bitten wir um einen entsprechenden Hinweis. Bei Bekanntwerden von Rechtsverletzungen werden wir derartige Inhalte umgehend entfernen.

Etwaige Bilder und Grafiken
Privatarchiv, Pixabay.com, shutterstock.com, iconfinder.com

Made in United States
Cleveland, OH
04 November 2026

47645291R00029